DES

HÉMORRHAGIES

UTÉRINES.

DES

HÉMORRHAGIES

UTÉRINES

QUI SURVIENNENT PENDANT LA GROSSESSE, DURANT LE TRAVAIL
DE L'ACCOUCHEMENT, ET À LA SUITE DE CE TRAVAIL;

Par C. D. DEGLAND,

Docteur en médecine de la Faculté de Paris,
Professeur de chirurgie et d'accouchemens,
Membre de plusieurs Sociétés savantes.

> En général, la pratique des accouchemens doit être
> très-variée dans différentes circonstances, ce qui
> fait qu'elle exige, de la part de ceux qui s'y
> livrent, beaucoup de connaissances théoriques,
> l'esprit d'observation, et beaucoup de pénétration,
> de sagacité et d'habitude.
> Alph. LEROY.

A PARIS,

CHEZ MÉQUIGNON-MARVIS, LIBRAIRE,

RUE DE L'ÉCOLE DE MÉDECINE, N.os 3 ET 9.

1817.

IMPRIMERIE DE LELEUX, GRANDE PLACE, A LILLE.

DES
HÉMORRHAGIES
UTÉRINES

QUI SURVIENNENT PENDANT LA GROSSESSE, DURANT LE TRAVAIL
DE L'ACCOUCHEMENT, ET A LA SUITE DE CE TRAVAIL.

Parmi les accidens qui peuvent accompagner la grossesse, compliquer le travail de l'accouchement ou lui succéder, il n'en est aucun qui mérite une attention plus particulière, de la part du médecin-accoucheur, que les hémorrhagies connues sous le nom de pertes de sang. Ces hémorrhagies sont une source féconde de maux pour la femme, et un sujet continuel d'inquiétude pour l'homme de l'art. Elles compromettent, pendant la gestation, la vie de la mère ou de l'être qu'elle renferme dans son sein, et quelquefois celle des deux individus ; pendant ou après l'accouchement, le danger augmente encore, le sang coule, dans certain cas, si abondamment, que la femme est précipitée dans le tombeau pour ainsi-dire avec la rapidité de l'éclair.

Il n'est point étonnant qu'on ait beaucoup écrit sur ces affections pathologiques ; qu'un grand nombre de médecins en aient fait l'objet de leurs méditations les plus profondes. Mais la plupart d'entr'eux ont conseillé, pour remédier à ces accidens redoutables, des moyens qu'ils emploient d'une manière exclusive, et dont l'application, dans certaines circonstances, devient aussi funeste que salutaire dans d'autres. Il est donc de la plus haute importance, pour l'humanité et les jeunes praticiens, de réunir, de discuter les moyens nombreux qu'on trouve épars dans divers ouvrages, d'assigner à chacun d'eux le degré de confiance qu'il mérite, et d'en déterminer l'application avec le plus d'exactitude possible. C'est le but que je me suis proposé dans cet opuscule : je ne le livre à l'impression, que d'après la demande réitérée de plusieurs étudians qui suivent ou ont suivi mes leçons d'accouchemens, et qui, malgré la lecture de livres distingués, se trouvent néanmoins embarrassés pour se former un plan de conduite dans la carrière difficile qu'ils vont parcourir.

J'ai divisé ce traité en trois sections : la première comprend les hémorrhagies utérines qui surviennent pendant la grossesse ; la seconde celles qui se manifestent durant le travail de l'accouchement ; et la troisième celles qui suivent l'expulsion du fœtus avant ou après la délivrance. Dans tout le cours de cet écrit, je m'attache particulièrement à démontrer le danger des remèdes et des méthodes exclusives que repoussent également et le raisonnement et l'expérience.

PREMIÈRE SECTION.

Hémorrhagies utérines qui ont lieu pendant la grossesse.

Les pertes ou hémorrhagies utérines [1] peuvent arriver dans tous les temps de la gestation, et attaquer toutes les femmes indistinctement. Quelques écrivains [2] font observer qu'elles sont plus communes au commencement et à la fin de cet état.

On a divisé leurs causes en prédisposantes, en occasionnelles et en matérielles. Les premières n'ont pas été bien déterminées ; parmi les secondes on range généralement l'emploi inconsidéré des emménagogues, des drastiques, des émétiques ; l'abus d'alimens échauffans, de liqueurs spiritueuses ; l'exercice forcé à pied, à

(1) J'entends, sous ce nom, tout flux de sang provenant de la matrice, qui, par sa violence ou sa durée, peut être dangereux.

(2) Puzos, mém. de l'acad. de chir., tom. 1, partie 2, p. 203, édit. in-12. — Alph. Leroy, des pertes de sang.

cheval, en voiture ; les chutes, les coups sur l'abdomen ; les mouvemens brusques, les efforts considérables pour soulever un fardeau ; le coït trop souvent répété ; certaines maladies aiguës ou chroniques ; les passions et les émotions vives de l'ame ; l'implantation du placenta sur l'orifice utérin ; le peu de longueur du cordon ombilical, ou son entortillement autour du col ou du corps du fœtus. Leur cause matérielle est, en général, le décollement partiel ou total de l'arrière-faix et la rupture du cordon ombilical. [1]

Ces hémorrhagies sont *externes* ou *apparentes*, lorsque le sang s'épanche au-dehors ; *internes* ou *cachées*, quand il s'accumule dans l'intérieur de la matrice. On pourrait les distinguer en *idiopathiques* et *symptómatiques*; en *actives* et *passives*. Elles sont idiopathiques, lorsqu'elles dépendent d'une cause qui a agi et agit encore sur le système utérin ; symptôma-

---

(1) Quoique les pertes, chez les femmes grosses, soient dues, en général, au décollement du placenta ou à la rupture du cordon ombilical, je ferai observer néanmoins que quelques-unes d'entre elles sont l'effet immédiat d'une véritable exhalation sanguine opérée dans un point quelconque de la membrane muqueuse de la matrice ou du vagin, et que plusieurs autres proviennent d'une altération organique de ces parties, ou de la présence d'une mole, d'hydatides, etc., dans l'utérus. Tout ce qui augmente ou affaiblit les propriétés vitales, tout ce qui a une influence sur la vie propre à ce viscère, peut produire les premières.

(5)

tiques, lorsqu'elles proviennent de la lésion de quelques organes plus ou moins éloignés de la matrice, et qui ont avec elle des relations plus ou moins intimes; actives, quand elles tiennent à un état de pléthore locale et générale; passives enfin, si elles résultent d'un état de faiblesse ou d'inertie de l'utérus.

L'hémorrhagie apparente ou externe a lieu toutes les fois que le placenta est détaché en partie ou en totalité, que le sang coule entre la matrice et les enveloppes du fœtus, et qu'il vient sortir par l'orifice de cet organe; l'hémorrhagie cachée, au contraire, arrive lorsque ce fluide est retenu soit par les adhérences du bord de ce corps, soit par celles des membranes avec la matrice, soit par l'oblitération du col de ce viscère. [1] On remarque également la perte latente ou cachée lorsque le cordon ombilical se rompt, que le sang s'épanche dans la cavité des enveloppes fœtales non déchirées, et lorsque malgré la rupture de ces membranes, la tête trop volumineuse de l'enfant bouche l'orifice de la matrice et s'oppose à l'issue de ce fluide. *Levret,* [2] *Delamotte,* [3] *Baudelocque,* [4]

---

(1) Voyez Baudelocque, art des accouch., tom. 1, p. 466 et suiv.

(2) Suite de ses observ. sur la cause de plusieurs accouch. laborieux, p. 199, 4.ᵉ édit.

(3) Traité complet des accouch., etc., p. 296, nouv. édit. in-4.º

(4) Ouv. cité, tom. 1, p. 470.

citent des exemples d'épanchemens de cette espèce, dus à la rupture du cordon ombilical.

Le diagnostic des pertes externes est facile à établir. On voit le sang couler, et la femme éprouve tous les symptômes qui accompagnent les hémorrhagies en général. Il n'en est pas de même de celui des pertes internes. Le sang coule-t-il lentement? on peut méconnaître l'hémorrhagie pendant quelque temps; coule-t-il, au contraire, avec rapidité? la malade éprouve un sentiment de pesanteur et de douleur sourde, qui s'accroît de plus en plus, à l'endroit du placenta décollé; [1] bientôt développement rapide de la matrice, pâleur de la face, frisson irrégulier, faiblesse du pouls, obscurcissement de la vue, tintement des oreilles, défaillance et convulsions. Avant que ces derniers phénomènes paraissent, il survient ordinairement des contractions utérines, faibles à la vérité, et l'expulsion de caillots aussitôt que le col est ouvert, si l'épanchement a eu lieu entre l'œuf et la matrice, ou seulement après la rupture des membranes, si l'effusion sanguine s'est faite dans leur cavité.

Il faut prendre garde de confondre les pertes

____

(1) Si l'hémorrhagie provient du détachement de ce corps. Lorsqu'elle est due à la rupture du cordon ombilical, on n'éprouve pas ce sentiment de pesanteur et de douleur sourde.

avec le flux menstruel qu'on remarque chez quelques personnes durant la grossesse et avec les hémorrhagies critiques qui ont lieu quelquefois par la vulve. Le flux menstruel, s'il n'est pas trop abondant, n'est nuisible ni à la mère, ni au fœtus, il est même utile à tous deux, si la femme est forte et pléthorique. [1] Les écoulemens critiques n'arrivent que dans certaines maladies, ordinairement à certaines époques, et la malade en éprouve du soulagement. [2] Il n'en est pas de même des pertes proprement dites. Leur danger est surtout imminent pour le fœtus, car, en général, elles déterminent l'avortement ou la fausse couche. Elles ne sont pas sans péril pour la femme; quelquefois elles la conduisent au dernier degré d'épuisement et même à la mort. En lisant les ouvrages qui traitent des pertes de sang, on est étonné néanmoins de la grande incertitude qui existe relativement aux signes proposés pour distinguer le flux périodique de ceux qui ne le sont pas.

----

(1) Voyez Mauriceau, traité des mal. des femmes grosses et de celles qui sont accouchées, tom. 1, chap. 13, p. 152, 7.ᵉ édit.

(2) Les hémorrhagies critiques diffèrent essentiellement des hémorrhagies symptômatiques qui ont lieu par la même voie. Ces dernières se montrent dès l'invasion ou dans le cours de la maladie, sous l'influence de laquelle elles paraissent, et sont ordinairement accompagnées de symptômes pernicieux. Elles ne procurent aucun soulagement; elles ne font, au contraire, qu'aggraver le mal.

(8)

Le toucher, recommandé principalement par *Mauriceau*, [1] pour s'assurer si l'orifice interne de la matrice est ouvert ou non, ne saurait rien apprendre de certain. En effet, son occlusion parfaite n'indique pas plus que l'écoulement est menstruel, que son ouverture ne dénote l'hémorrhagie utérine. [2] On ne peut compter, pour ainsi-dire, d'avantage sur les autres signes que proposent les écrivains. La lenteur de l'écoulement, sa modération et son indolence n'apprennent pas toujours qu'il est périodique ; de même que son abondance, les douleurs dont il est accompagné et son interruption momentanée pour reparaître, avec plus de violence, après la sortie de caillots plus ou moins volumineux, ne sauraient caractériser la perte.

« Le type des menstrues, ainsi que l'observe
» *André Pasta*, n'est pas toujours le même
» durant la grossesse ; il est sujet à varier selon
» leur qualité, leur quantité et l'époque de leur
» apparition. [3] » L'absence des douleurs ne saurait servir à caractériser le flux menstruel, puisque c'est une chose commune et confirmée

---

(1) Ouv. cité, tom. 1, p. 156.

(2) Voyez Pasta, traité des pertes de sang, etc., tom. 1, p. 25 et suiv. — Gardien, traité d'accouch. et de mal. des femmes, etc., tom. 2, p. 394 et suiv. Ils réfutent victorieusement l'opinion de Mauriceau.

(3) *Loco citato,* p. 40.

par les médecins observateurs, qu'un grand nombre de personnes éprouvent des coliques, plus ou moins fortes, à l'approche des règles et dès leur apparition, lors même que l'écoulement est des plus médiocres. Je connais une femme chez laquelle la menstruation est constamment précédée et accompagnée de douleurs lombaires et abdominales si violentes, qu'elle est forcée de se mettre au lit pour deux ou trois jours, sans qu'aucun remède puisse lui procurer du soulagement: *Mauriceau*, dans ses observations sur la grossesse et l'accouchement, dit avoir vu des pertes sans douleurs. [1] J'ai donné mes soins à une dame qui, en moins de cinq années de mariage, accoucha trois fois avant terme; [2] l'expulsion du fœtus a toujours été précédée d'une légère perte de sang survenue sans cause manifeste, et qui durait quatre ou cinq jours; l'hémorrhagie se faisait lentement, sans douleurs, et n'était point accompagnée de caillots; la personne se trouvait seulement dans un état d'abattement, de morosité, qui lui faisait présager quelqu'événement fâcheux.

Il résulte de ces diverses considérations qu'on peut être fort embarrassé quelquefois pour

---

(1) Ouv. cité, obs. 28, où la perte était médiocre et durait depuis huit jours; obs. 80, où elle était très-abondante.

(2) A cinq et sept mois de grossesse.

distinguer le flux menstruel de la perte de sang,
et que ce n'est qu'en tenant compte des circonstances particulières, que saisit le praticien habile,
qu'on parvient à porter un jugement sûr dans
les cas difficiles. [1]

Au surplus, il faut l'avouer, les menstrues,
durant la grossesse, se font plus rarement observer qu'on le croit; on a pris pour elles des
petites pertes, des exhalations sanguines, qui
n'ont produit aucune altération sensible dans
la santé de la femme et du fœtus.

Quant à l'hémorrhagie critique, on la dis-
tinguera plus aisément : on la remarque surtout
dans les phlégmasies et la fièvre inflammatoire;
l'âge adulte, l'état pléthorique y disposent; elle
est annoncée par un sentiment de pesanteur,
de chaleur, de douleur dans la région lombaire,
et par l'inégalité du pouls. [2] Ces différens phénomènes coïncident avec d'autres signes qui
indiquent la crise.

____

(1) « Néanmoins lorsque le flux se fait sans trouble, qu'il est
» modéré, qu'il vient dans la périodicité où les règles auraient
» coulé sans l'état de grossesse, qu'il s'annonce plusieurs fois à
» des époques régulières, on doit le considérer comme l'écoule-
» ment des règles. Au contraire, si le sang paraît subitement et
» en petite quantité à une époque où la femme n'attend pas ses
» règles, si l'écoulement est accompagné d'éréthisme, s'il a été
» précédé d'une cause dont l'action ait pu décoller le placenta,
» c'est une véritable hémorrhagie. » Gardien, ouv. cité, tom. 2,
p. 395.

(2) Landré-Beauvais, séméiotique, p. 433.

(11)

Le pronostic des hémorrhagies utérines se
tire de la constitution de la femme, de l'époque
de la gestation à laquelle la perte survient, de
l'abondance de l'écoulement, de sa durée, de
sa cause matérielle, et de quelques autres circonstances particulières.

On conçoit aisément que chez les personnes
faibles, épuisées par de longs chagrins, par une
maladie antérieure, l'hémorrhagie utérine, pour
peu qu'elle soit abondante, sera mortelle.

Mauriceau [1] et *Puzos* [2] disent que cette
affection est d'autant plus dangereuse, qu'on
approche davantage de la fin de la grossesse.
Ce dernier avance même qu'elle est rarement
funeste avant le quatrième ou le cinquième
mois.

Alph. Leroy [3] ne partage pas l'avis de ces
deux auteurs : il assure, au contraire, que plus
la gestation est avancée, moins les pertes sont
fatales. Quelque soit l'autorité de ce savant
accoucheur, je ferai observer, avec le docteur
Landré-Beauvais, [4] qu'il est extrêmement rare
de voir périr des femmes dans des pertes causées par des avortemens au-dessous de quatre
à cinq mois, à moins que ces accouchemens ne

---

(1) Ouv. cité, tom. 1, p. 159.
(2) Ouv. cité, p. 219.
(5) Des pertes de sang, p. 27, 2.ᵉ édit.
(4) Ouv. cité, p. 440.

soient compliqués de quelques autres maladies plus dangereuses, ou que la malade ait manqué de secours ; tandis que le pronostic funeste des pertes qui arrivent du septième au neuvième mois, n'est que trop justifié par la mort qui survient peu de temps après l'accouchement. [1]

L'hémorrhagie latente est la plus redoutable, en ce qu'on peut la méconnaître. Celle qui est due au décollement du placenta inséré sur le col de la matrice, est aussi fort dangereuse, et, toutes choses égales d'ailleurs, l'affection

---

(1) Landré-Beauvais a porté ce jugement d'après l'opinion que Puzos émet dans son mémoire sur les pertes de sang. Il se sert, pour ainsi dire, des expressions de ce célèbre accoucheur, quoiqu'il ne le cite pas. Voici comment Puzos s'exprime, ouv. cité, p. 209 : « J'aurais eu de quoi m'effrayer dans bien des circonstances.... » si l'expérience ne m'avait fait éprouver qu'il est extrêmement » rare de voir périr la femme dans des pertes de sang, causées » par des faux germes ou des avortemens de fœtus au-dessous » de quatre à cinq mois, à moins que ces accouchemens ne soient » compliqués de quelqu'autre maladie plus dangereuse, ou que la » malade ait manqué de secours. Il n'en est pas de même des » pertes de sang qui surviennent aux grossesses de huit et neuf » mois ; elles sont pour l'ordinaire moins grandes avant l'accou- » chement que celles des avortemens dont je viens de parler ; » mais quoique moins considérables, elles n'ont que trop appris » aux gens de l'art les suites dangereuses qui y sont attachées et » le péril imminent où sont des femmes qui, sans paraître avoir » lieu de donner de l'inquiétude aux assistans, ne justifient que » trop souvent, par leur mort, peu de temps après l'accouchement, » le fâcheux pronostic qu'on en avait fait. »

Dionis les croyait toujours mortelles : traité d'accouch., liv. 2, chap. 12, p. 168.

sera d'autant plus fâcheuse, que la femme perdra plus de sang, et que le col utérin sera moins dilaté ou disposé à s'ouvrir pour donner passage au produit de la conception. En général, elle détermine l'avortement ou la fausse couche.

Quoique l'hémorrhagie, chez les femmes grosses, occasionne souvent l'accouchement prématuré, il est beaucoup de personnes qui perdent une grande quantité de sang, et qui n'accouchent pas moins à terme. *Mauriceau* en rapporte différens exemples. [1] J'ai été appelé, il y a deux ans, pour une demoiselle enceinte de trois à quatre mois, et qui, dans l'intention de se faire avorter, avait pris, plusieurs jours de suite, des substances hydragogues. Elle était attaquée, depuis deux heures, d'une perte considérable ; elle me présenta des caillots au milieu desquels je ne remarquai rien de particulier ; l'orifice de la matrice était fermé, ou du moins n'était pas assez ouvert pour permettre l'introduction d'une plume d'oie. Bientôt il survint des syncopes, et je remplis le vagin de vieux linges, après m'être préalablement assuré de l'insuffisance des réfrigérans. Quoique d'une assez forte constitution, la malade me

---

(1) Obs. sur la grossesse et l'accouch. des femmes et sur leurs mal., tom. 2, p. 202, 339, 425, 489, 498, 502, 517.

parut trop affaiblie pour oser employer la saignée, à l'exemple de plusieurs praticiens célèbres. Le lendemain, les forces étant rétablies,
et jugeant que le flux de sang avait cessé, j'enlevai le tampon. La jeune personne, contre
son attente, porta son enfant jusqu'au terme
de la gestation, et mit au monde une fille bien
portante. J'ai accouché, vers le même temps,
une femme, à terme, qui, vers le cinquième
mois de la grossesse, perdit une quantité de
sang assez considérable pendant trois ou quatre
jours. Les moyens que nous fournit l'hygiène
et les réfrigérans suffirent pour arrêter cette
hémorrhagie. [1]

Le traitement des pertes de sang doit varier
suivant les causes qui y donnent lieu, suivant
leur intensité et les circonstances particulières
dans lesquelles se trouvent les malades. Lorsque
l'hémorrhagie est peu intense, il consiste spé-
cialement dans l'emploi raisonné des moyens
que nous enseigne l'hygiène ; moyens divisés
par le savant *Hallé*, en *circumfusa, applicata,
injesta, excreta, gesta* et *percepta*, qui répon-
dent aux six choses que les anciens nommaient

---

[1] Ces hémorrhagies dépendaient bien certainement d'autres
causes que du décollement du délivre, sans cela elles auraient
déterminé l'avortement, à moins d'admettre que ce corps puisse
se recoller, ou, ce qui est plus vraisemblable, qu'un ou plusieurs
caillots bouchent les orifices des vaisseaux béans.

non naturelles. Ainsi on exposera la malade à l'impression d'un air frais et souvent renouvellé, sur un lit de paille ou de crin, en ayant soin qu'elle soit couchée en supination et de manière que le bassin soit un peu plus élevé que le reste du tronc; on la couvrira légèrement; on évitera la trop vive lumière, le tumulte et le grand bruit; on ne laissera rien séjourner dans la chambre, qui puisse, par son odeur ou sa présence, incommoder la femme; on prescrira un régime doux, humectant, végétal, si elle est forte et sanguine, ou analeptique, cordial, si elle est faible et délicate. [1] Le moindre mouvement et la parole seront interdits, les excrétions favorisées; le repos de l'ame et de l'esprit recommandé. On s'attachera, également, à consoler la malade et à lui inspirer des idées rassurantes.

---

(1) « Les boissons avec les sirops de limon, de vinaigre, de » groseilles, ou bien avec les sucs de citron, d'orange, sont » celles qui conviennent lorsque l'hémorrhagie est active. L'eau » de riz convient comme boisson délayante, et non parce qu'elle » jouit d'une qualité stiptique, comme le pensent quelques au- » teurs. Les boissons doivent être toniques, si l'hémorrhagie est » passive. Les antispasmodiques sont indiqués, si on doit la » considérer comme spasmodique. » Gardien, *loco citato*, p. 405.

Le bouillon gras, quoique condamné par *Boerhaave, praxis med.*, part. 5, p. 244, est utile lorsqu'il existe une grande faiblesse. On en donne deux ou trois cuillerées, et même plus, toutes les deux ou trois heures. Le vin de Bordeaux ou de Bourgogne peut être employé avec avantage dans la même circonstance.

On applique, en outre, sur l'abdomen et sur la partie supérieure des cuisses, des compresses trempées dans de l'eau froide ou de l'oxycrat, et l'on a soin de les renouveller souvent. Si la malade est forte, pléthorique, une ou deux saignées peuvent devenir utiles. On a même conseillé ce moyen dans les premiers mois et les premiers jours de la conception. [1] *Pasta* la regarde comme le remède le plus puissant. [2] Il ne faut pas néanmoins en faire usage chez toutes les femmes indistinctement. L'hémorrhagie ne dépend pas toujours de l'état pléthorique ; elle peut provenir d'un état de faiblesse ou de spasme de ce viscère. On substitue alors, avec avantage, au traitement antiphlogistique, les fortifians et les antispasmodiques. [3] D'ailleurs, que peut la saignée contre la perte qui a pour cause le décollement du placenta ou la rupture du cordon ombilical ? Ne doit-elle pas augmenter le danger que court la femme et favoriser son épuisement ?

Hippocrate recommande, pour arrêter les flux de sang excessifs, d'appliquer une large

---

(1) Alph. Leroy, ouv. cité, p. 12.

(2) Ouv. cité, tom. 1, p. 69.

(3) Les narcotiques sont utiles dans les hémorrhagies produites par un état spasmodique. L'opium pur et le laudanum liquide sont préférables. On les donnera en général à petites doses, qu'on réitérera souvent. Les bains tièdes peuvent aussi convenir dans la même circonstance.

ventouse aux mamelles : *Mulieri menstrua si velis cohibere, cucurbitam quàm maximam ad mammas appone.* [1] Les avis sont partagés relativement aux avantages de ce dérivatif. Des médecins, également recommandables par leurs connaissances théoriques et pratiques, ont écrit pour et contre ce moyen. Il est évident qu'il ne saurait être utile dans les hémorrhagies qui surviennent durant la gestation, et qui reconnaissent pour cause matérielle le décollement du placenta ou la rupture du cordon ombilical. Mais dans celles qui dépendent d'autres causes, très-rares à la vérité, ce moyen ne serait pas à dédaigner.

Quelques médecins [2] proposent la ligature des membres supérieurs ou inférieurs. Ce moyen ne saurait être avantageux ; il n'attaque pas la cause du mal, et ne saurait empêcher le sang de se porter vers la matrice. Au contraire, le raisonnement semble prouver que l'emploi d'une ligature aux cuisses ne servirait qu'à augmenter l'hémorrhagie. En effet, ce fluide, ne pouvant plus circuler dans les artères fémorales et sciatiques, reflue ou stagne dans les artères pelviennes qui doivent fournir à l'utérus une plus grande quantité de sang. Je puis citer

---

[1] Aph. 50, sect. 5.
[2] Moschion, Barbette, Ætius, Paul d'Egine, etc.

3

d'ailleurs une observation d'*Hamilton d'Edim-bourg* [1] en faveur de mon opinion. Il parvint, au moyen de ligatures appliquées sur le trajet de l'artère crurale, à rappeler les règles chez une femme qui en éprouvait une suppression depuis six mois. *Pasta,* sans désapprouver complétement les ligatures des membres, indique celles des doigts, et les considère comme aussi avantageuses que les frictions des bras et des épaules, faites de manière à exciter de la rougeur, et auxquelles il donne néanmoins la préférence. [2]

Lorsque l'hémorrhagie est grande et devient inquiétante, quelques médecins, entr'autres *Kok,* de Bruxelles, [3] conseillent de faire usage d'injections irritantes. Ce moyen doit donner un résultat tout-à-fait opposé à celui qu'on attend. En effet, on se propose, à l'aide d'injections irritantes, de forcer les vaisseaux à se crisper, à revenir sur eux-mêmes, et à ne plus donner issue au sang ; mais comme le font observer fort judicieusement MM. *Gardien* [4]

---

(1) Elle se trouve rapportée dans différens ouvrages, entr'autres dans les obs. sur les pertes des femmes en couches, par *Leroux,* p. 176.

(2) Voyez l'ouv. cité, tom. 1, p. 75 et 77.

(3) Voyez son mémoire sur l'hémorrhagie utérine, dont l'extrait se trouve à la fin du 1.er vol. du traité des pertes, par Pasta.

(4) Traité d'accouch., de mal. des femmes et des enfans, tom. 2, p. 405.

et *Capuron*, [1] le liquide qu'on injecte, n'agit point sur le lieu qui fournit le sang, à moins que le placenta ne soit inséré sur le col utérin; et, dans ce cas, le liquide fait tomber les caillots salutaires qui pouvaient se former, et donne lieu à une hémorrhagie plus considérable. D'ailleurs, lorsque la perte utérine est produite par la rupture du cordon ombilical, les injections ne peuvent être d'aucune utilité. [2]

Si, malgré l'emploi de ces moyens, l'hémorrhagie persiste, augmente de plus en plus, et menace les jours de la femme, l'accouchement artificiel devient indispensable, surtout si la perte est interne. « La nécessité d'opérer
» l'accouchement, sans avoir égard au terme
» de la grossesse, lorsque la perte est assez
» considérable pour exposer la vie de la mère
» et celle de l'enfant, dit le célèbre *Baude-*
» *locque,* [3] est reconnu depuis près de deux
» siècles; et le précepte de le faire a tellement
» force de loi, parmi nous, qu'on ne saurait
» s'en dispenser sans être taxé d'impéritie. Cette
» pratique, fondée sur la théorie de la cessation
» des pertes après l'accouchement, est confir-

----

(1) Ouv. cité, p. 375, 2.e édit.

(2) Il faut convenir cependant que les injections pourraient être suivies de succès lorsque l'hémorrhagie a lieu par exhalation, et que le sang provient du col de la matrice ou du vagin.

(3) Art des accouch., tom. 1, p. 420, 3.e édit.

» mée par un grand nombre d'observations.
» Une longue et trop funeste expérience a
» prouvé également qu'une heure, et même un
» instant de retard, en bien des circonstances,
» avait coûté la vie à la mère et à l'enfant. »

Quoique l'accouchement artificiel soit reconnu nécessaire, par un grand nombre de praticiens, pour arrêter l'hémorrhagie qui survient pendant la gestation, il ne faut pas être exclusif. Quelquefois la perte s'annonce dans les premiers mois de la grossesse, alors le col de la matrice est peu ouvert, il conserve son épaisseur et sa fermeté. On est obligé, pour le dilater et pénétrer dans l'intérieur de l'utérus, d'employer une force considérable et long-temps continuée; quelquefois on n'y peut parvenir. *Delamotte* rapporte n'avoir pu introduire que quatre doigts dans la matrice d'une femme grosse de cinq à six mois; [1] *Smellie*, après avoir éprouvé les mêmes difficultés, fut forcé d'abandonner pendant quelque temps la malade; [2] d'ailleurs, supposons qu'on puisse y parvenir en violentant l'utérus, n'expose-t-on pas la femme à une métrite ou à d'autres accidens? [3]

---

(1) Traité complet des accouch., p. 289 et suiv., nouv. édit in-4.°
(2) Obs. sur les accouch., tom. 3, p. 14.
(3) *Pasta*, ouv. cité, tom. 1, p. 155, dit avoir vu une personne prise de convulsions affreuses pendant qu'un habile chirurgien dilatait, avec le doigt, l'orifice de l'utérus, pour extraire le placenta

et si, comme le conseillent *Mauriceau*, [1] *Delamotte* [2] et *Deventer*, [3] on s'empresse de terminer l'accouchement, n'aura-t-on pas à craindre l'inertie de l'utérus, et, par suite, une perte plus violente? Mais que l'on puisse, à l'exemple de *Puzos*, [4] opérer l'accouchement en deux temps; rompre d'abord les membranes et livrer ensuite l'expulsion du fœtus aux seules forces de la femme, qu'arrivera-t-il? l'enfant sera peut-être emporté par le flot du liquide aussitôt la rupture des membranes; peut-être aussi ne sera-t-il expulsé que long-temps après. La perte, arrêtée momentanément, dans cette supposition, ne tardera pas à reparaître, et, après l'expulsion du fœtus, il sera très-difficile d'avoir le placenta, peut-être même cela de-

---

resté dans sa cavité. Il parle, en même temps, d'après *Boerhaave*, d'une autre femme qui éprouva également des convulsions dangereuses tandis qu'une accoucheuse expérimentée introduisait sa main dans ce viscère, pour en extraire le fœtus.

(1) *Loco citato*, p. 461.

(2) Ouv. cité, p. 284.

(3) Obs. importantes sur le manuel des accouch., traduites par Brahier d'Ablincourt, p. 101.

(4) Ouv. cité, p. 223. La méthode de *Puzos*, dans le cas d'hémorrhagie utérine grave, consiste à dilater, avec les doigts, l'orifice de la matrice, dans le même ordre et avec autant de douceur que la nature, c'est-à-dire, graduellement et par intervalles, afin de déterminer les douleurs, si elles manquent, ou les accroître, si elles sont faibles. Il ouvrait les membranes le plus tôt possible, continuait de dilater l'orifice avec le doigt, et faisait avancer peu à peu l'enfant.

viendra-t-il impossible. L'observation a appris que, dans les premiers mois de la grossesse, le délivre est proportionnellement plus volumineux que l'embryon, et que lorsque la matrice s'est débarrassée de celui-ci, à cette époque, le col ne se trouve pas assez dilaté, pour permettre une issue facile à l'arrière-faix. Aussi les accoucheurs recommandent-ils, dans l'avortement, de ne jamais rompre la poche des eaux; de laisser, au contraire, expulser l'œuf tout entier. [1]

L'observation et l'expérience ont appris que le tamponnement du vagin et de l'orifice de la matrice a suffi, dans certains cas, pour arrêter la perte et conserver les jours de l'enfant. Ce fut, sans doute, dans le commencement de la grossesse, et surtout lorsque le placenta se trouvait inséré sur le col de l'utérus, que l'on obtint d'heureux succès de cette pratique.

Le père de la médecine conseille, dans le cas d'hémorrhagie utérine, des pessaires préparés avec des substances astringentes. [2] *Paul d'Egine* se servait d'une tente molle, imbibée de vinaigre. [3] Quelques auteurs ont employé une

---

(1) Chez une femme enceinte de deux mois, et dont l'embryon se perdit, le placenta ne sortit que vingt-cinq jours après. Voyez l'obs. rapportée p. 24 et suiv.

(2) Hippocrate, *de morbis mulierum, lib.* 1, *cap.* 76.

(3) *Paul. Eginete, lib.* 7, *cap.* 24.

éponge trempée dans le vin ou la poix; d'autres ont fait usage de charpie, de filasse, de vieux linges imbibés d'une liqueur astringente; *Fabrice de Hildan,* [1] *Hoffmann,* [2] *Smellie,* [3] et surtout *Leroux,* de Dijon, [4] ont rapporté des observations qui prouvent, d'une manière incontestable, l'efficacité du tampon. *Baude-locque,* [5] *Alph. Leroy* [6] conseillent aussi ce moyen.

On conçoit que le tampon peut être très-avantageux dans la perte qui s'annonce dans les premiers mois de la grossesse, et dans celle qui est produit par le décollement du placenta implanté sur le col de la matrice. Dans le premier cas, il est impossible, à cause du peu de dilatation et de dilatabilité du col de l'utérus, de recourir à l'accouchement forcé, sans exposer les jours de la femme. En employant le tampon, on oppose une digue au cours du sang, et l'on détermine la formation de caillots qui empêchent l'écoulement ultérieur. Il est vrai que l'on fait ainsi, d'une hémorrhagie apparente, une hémorrhagie interne; mais l'épanchement

---

(1) *Fab. Guillelmi Hildani,* epist. 39, p. 987.
(2) Chap. 5, sect. 1, p. 121, 5.e édit.
(3) Accouch., tom. 2, p. 408.
(4) Observ. sur les pertes de sang, etc., p. 190 et suiv.
(5) Art des accouch., tom. 1, p. 421.
(6) Des pertes de sang, p. 68.

qui s'opère dans la matrice, lorsqu'elle renferme encore le produit de la conception, est-il assez considérable pour être mis en parallèle avec les dangers que court la mère, quand on veut l'accoucher, et que le col n'est pas suffisamment dilaté? Nous n'ignorons pas que l'on ne puisse rencontrer des cas où la matrice, sans action, se laissera distendre par une quantité de sang assez grande pour produire la mort; mais l'observation prouve que ces cas sont extrêmement rares. [1] En effet, le liquide épanché dans la matrice, s'y coagule, et bouche l'orifice des vaisseaux utérins; bientôt cet organe est irrité par la présence des caillots; il se contracte, ne permet plus au sang de s'épancher dans son intérieur; le travail avance progressivement; le col se dilate enfin, et ne s'oppose plus à l'accouchement naturel ou artificiel.

Ce moyen est d'une application indispensable dans le cas d'avortement, lorsque le placenta, après l'issue de l'embryon, est retenu dans l'utérus, et qu'il survient une perte inquiétante. Je fus appelé, il y a trois ans, au faubourg de Paris, pour la femme d'un porte-faix, grosse de deux mois, qui était attaquée d'une perte

---

(1) On peut, d'ailleurs, remédier à cet accident, en excitant les contractions utérines au moyen de frictions fortes et réitérées sur l'abdomen, et en comprimant le fond et le corps de la matrice avec les deux mains appliquées convenablement sur l'hypogastre.

considérable survenue tout-à-coup, et au moment qu'elle s'occupait à glaner. Aussitôt mon arrivée, je la fis coucher, et lui administrai tous les secours prescrits en pareil cas; elle éprouvait de légères douleurs lombaires; le col utérin, quoique dur et long, était suffisamment ouvert pour permettre de sentir à son orifice un corps pulpeux qui cherchait à s'y engager; l'hémorrhagie persistait néanmoins depuis quatre jours, et l'état de la malade devenait inquiétant. Je me déterminai alors à emplir le vagin de charpie et de vieux linges; l'écoulement s'arrêta; deux jours après, les douleurs étant devenues nulles, pour ainsi dire, et les forces de la malade se rétablissant, j'enlevai le tampon; mais la perte reparut bientôt, et me força à remplir de nouveau le canal vulvo-utérin de charpie et de vieux linges que je renouvelai de temps en temps (à cause de la récidive) jusqu'à ce qu'enfin, le vingt-cinquième jour, j'amenai, en débouchant ce conduit, un placenta déformé et en grande partie désorganisé. L'hémorrhagie s'arrêta alors complétement, et la femme ne tarda pas à se rétablir; seulement elle se plaignit encore, pendant quelque temps, d'une céphalalgie assez intense. Dès le commencement de la maladie, j'attribuai la perte, d'après les renseignemens que je pus obtenir, à la rétention du placenta. Aussi ai-je fait plusieurs fois, mais vainement, des tentatives pour l'extraire avec l'extrémité du doigt. Avant d'introduire un nouveau tampon, j'avais soin, chaque fois, de faire des injections détersives ou toniques.

Dans les pertes qui reconnaissent pour cause l'implantation du placenta sur le col de la matrice, les avantages du tampon sont mieux reconnus. Il ferme toute issue au sang, sans occasionner d'épanchement dans l'intérieur de l'utérus.

Dans les cas ordinaires, la grossesse n'arrive pas à terme : les caillots irritent la matrice et déterminent l'expulsion du tampon, du fœtus et de ses dépendances en même temps, si toutefois la gestation n'est pas trop avancée.

Lorsque l'hémorrhagie persiste malgré l'emploi du tampon, ou que la perte est interne et expose la mère, il faut s'empresser de terminer l'accouchement, soit en suivant la méthode de *Puzos*, c'est-à-dire, en rompant de bonne heure les membranes pour vider en deux temps la matrice, soit en suivant le procédé de *Mauriceau*, de *Delamotte*, et autres, qui voulaient qu'on allât chercher les pieds de l'enfant, et qu'on en fît sur-le-champ l'extraction. La méthode de *Puzos* est plus douce et plus conforme à la marche de la nature que ce dernier procédé.

Souvent après l'issue des eaux de l'amnios, la perte s'arrête, et les seules forces de la femme suffisent pour expulser le fœtus. En procédant à la manière de *Mauriceau* et de *Delamotte*, on s'expose à voir tomber la matrice dans l'inertie et donner naissance à une perte plus redoutable que celle qu'on voulait combattre. C'est pour éviter ces accidens fâcheux que différens auteurs recommandent d'amener les pieds, les fesses ou la poitrine de l'enfant jusqu'au détroit supérieur, et d'abandonner ensuite son expulsion à la nature, ou d'attendre quelque temps avant d'en faire l'extraction. [1] Si le col résiste aux efforts qu'on exerce sur lui pour le dilater, sa section transversale devient de toute nécessité.

Mais lorsque l'extraction du fœtus est re-

---

(1) *Smellie* dit de faire avancer les pieds jusque dans l'orifice de la matrice, et d'attendre que cet organe soit revenu sur lui-même avant de terminer l'opération. Quelquefois *Smellie* différait dix ou quinze minutes. Traité de la théorie et pratique des accouch., p. 349.

Deleurie conseille d'amener les pieds à la vulve, et de laisser ensuite à la nature le soin de l'expulsion de l'enfant. Voyez son traité des accouch., p. 282, 2.e édit.

Leroux, de Dijon, ouv. cité, p. 98, recommande d'amener le fœtus jusqu'à l'orifice utérin, et d'en abandonner l'expulsion à la nature.

Kok, mémoire sur l'hémorrhagie pendant la grossesse, inséré dans le tom. 1 des actes de la société de médecine de Bruxelles, conseille d'extraire l'enfant jusqu'aux fesses, et d'exciter ensuite les contractions de la matrice, afin de lui faire achever l'expulsion.

Capuron, ouv. cité, p. 378, donne le même précepte.

connue indispensable, quel est le moment le plus favorable pour y procéder? Voilà une question qu'il importe maintenant de résoudre. Quelques auteurs veulent que ce soit lorsque la femme commence à éprouver des défaillances; d'autres, au contraire, conseillent d'attendre jusqu'à ce qu'il survienne des convulsions.

En se conformant à l'avis des premiers, on s'expose à pratiquer une opération dangereuse, lorsque la femme aurait pu se débarrasser par ses seules forces; les syncopes n'étant pas toujours l'effet d'une grande perte de sang, plusieurs autres causes pouvant aussi les déterminer. En se conduisant à l'exemple des derniers, on s'expose à voir périr la malade avant l'opération; car il est des femmes qui n'éprouvent des convulsions que lorsqu'elles ont perdu tout leur sang, et d'autres qui expirent sans en être attaquées. —

Quel est donc le parti à prendre dans une aussi grande diversité d'opinions? Il faut se défier de donner dans l'un ou l'autre excès, qui ne serait pas moins funeste à la mère. Aussi long-temps que le visage ne se décolore pas, que le pouls, l'ouïe, la vue n'éprouvent que peu d'altération, rien ne presse; attendez, surtout s'il existe des contractions utérines qui dilatent l'orifice de la matrice; mais lorsque la femme perdra ses couleurs, que son pouls s'affaiblira, que ses membres se refroidiront, il n'y aura pas de temps à perdre. Il faudra opérer et ne point attendre qu'il survienne d'autres phénomènes d'hémorrhagie excessive, tels que le tintement des oreilles, l'obscurcissement de la vue, l'extinction de la voix, une sueur froide générale, etc. Car la plupart des femmes qui ont éprouvé ces symptômes fâcheux, ne survivent guère à leur accident.

Je n'ai rien dit, jusqu'à ce moment, des moyens pharmaceutiques administrés à l'intérieur. Mon silence, à leur égard, dénote assez leur peu d'efficacité. En effet, que peuvent les remèdes internes contre les pertes qui reconnaissent pour cause le décollement du placenta? Ils ne sauraient être utiles que lorsque l'hémorrhagie dépend de toute autre cause, et qu'elle est le résultat d'une véritable exhalation. Alors, selon que l'écoulement est actif, passif ou spasmodique, on emploie, avec avantage, quelques remèdes internes; mais loin de nous ces formules monstrueuses, enfans de l'empirisme, assemblage ridicule de médicamens dont les uns détruisent ou changent les propriétés des autres, et qu'on prescrit indistinctement dans tous les cas, sans avoir égard aux causes du mal et aux circonstances dont il est accompagné.

On a beaucoup vanté les astringens et les opiacés ; on fait jouer un grand rôle aux pilules d'*Helvétius* et à la pierre hématite. Lorsque je parlerai du traitement des pertes qui surviennent après l'expulsion du fœtus, je reviendrai sur les remèdes internes.

~~~~~~

DEUXIÈME SECTION.

Des hémorrhagies utérines qui ont lieu pendant le travail de l'accouchement.

Après avoir traité des hémorrhagies qui sur-viennent dans le cours de la grossesse, j'ai peu de chose à dire de celles qui arrivent pendant le travail de l'accouchement. Comme les pre-mières, celles-ci reconnaissent pour cause matérielle le décollement du placenta ou la rupture du cordon ombilical. Elles sont aussi externes ou internes, suivant que le sang jaillit hors de la vulve, ou qu'il s'accumule dans l'intérieur de la matrice. Quant à leur pronostic, il est, en général, plus fâcheux, parce que l'effusion du sang est alors plus considérable, et que la femme peut périr en très-peu de temps.

Les indications à remplir, dans ces pertes, sont les mêmes que celles des hémorrhagies précédentes. Ainsi de deux choses l'une, ou le col de la matrice est peu dilaté, ou il l'est suffisamment. Dans le premier cas, il faut attendre son entière dilatation et se contenter de pratiquer une saignée, si cela est nécessaire, de mettre en usage les moyens hygiéniques que j'ai déjà indiqués, et d'employer sur le ventre
~~~~~~

et la partie supérieure des cuisses, des compresses trempées dans de l'eau froide ou de
l'oxycrat. Si la perte devient alarmante, on
tamponne; n'obtient-on aucun succès? l'accouchement forcé devient indispensable; on pro-
voque les douleurs, en irritant, à l'exemple de
Puzos, [1] l'orifice de la matrice, et en faisant
des frictions sur l'abdomen, soit avec la main
seule, soit avec des linges chauds; si la perte
continue, on ouvre, comme ce praticien, la
poche des eaux, et l'on a quelquefois la satisfaction de voir l'hémorrhagie s'arrêter.

Lorsque la perte diminue dans la proportion
que les douleurs augmentent, *Baudelocque*
conseille d'abandonner l'expulsion de l'enfant
au soin de la nature; mais si elle se soutient
jusqu'au point d'exposer la femme, il faut
chercher à achever l'accouchement. A cet effet,
il veut qu'on dilate graduellement le col utérin,
en y introduisant les doigts successivement,
qu'on déplace la tête, si c'est elle qui se présente,
qu'on retourne l'enfant, et qu'on l'amène par
les pieds. [2]

Dans le second cas, c'est-à-dire, lorsque le
col est complétement dilaté, il n'y a pas de
temps à perdre, si l'hémorrhagie est abondante;

---

(1) Voyez son mémoire déjà cité.
(2) Art des accouch., tom. 1, p. 421, 3.ᵉ édit.

c'est alors qu'on peut faire une heureuse application de la méthode de *Puzos*, généralement trop vantée et employée inconsidérément durant la gestation, lorsque le col n'est pas dilaté. On rompra donc les membranes du fœtus, et l'on donnera issue aux eaux ; assez souvent alors la perte s'arrête, à moins cependant que le placenta ne soit inséré sur le col utérin. Si l'enfant se présente dans une situation convenable, on abandonne son expulsion à la nature; mais si la perte continue, on introduit une main dans la matrice, on fait la version du fœtus, si cela est nécessaire, puis on amène les pieds à la vulve. Il serait, sans contredit, avantageux d'abandonner alors son expulsion aux seules forces de la femme, afin de prévenir l'inertie de la matrice qui se remarque si souvent après les accouchemens trop prompts; mais le danger est quelquefois si pressant, qu'un instant de retard serait fatal pour la mère et pour l'enfant. Néanmoins, lorsque cela est possible, il faut, comme le conseillent différens accoucheurs, faire lentement l'extraction du fœtus, ne tirer que de temps en temps sur lui, en ayant soin toutefois que le cordon ombilical ne soit pas comprimé. [1] Lorsque la perte n'arrive qu'au

---

(1) Voyez la note de la p. 27.

5

moment où la tête vient plonger dans l'exca-
vation du bassin, on préférera l'application du
forceps à la version du fœtus, laquelle serait encore possible, en repoussant la tête au-dessus
du détroit supérieur. Quand la tête a franchi le
col de l'utérus, le forceps est de toute nécessité.

Je fus demandé, il y a huit à dix mois, près de
la femme d'un garde de police, qui était en proie
aux douleurs de l'enfantement; j'étais absent;
M.***, dont l'obligeance pour moi est sans borne,
et qui, dans une maladie grave à laquelle j'ai
failli succomber, n'a cessé de me prodiguer les
soins de la plus tendre amitié, se rendit auprès
d'elle conjointement avec un accoucheur distingué; à peine eurent-ils le temps d'extraire
l'enfant, qui présentait un bras, que cette femme
expira par l'effet d'une perte qui venait de se
manifester. Il y a quelques jours, je fus appelé par un de mes anciens élèves, pour une
dame en travail et dont le bassin était retréci
au détroit supérieur; il survint une hémorrhagie
abondante; la matrice était dans un état complet
d'inertie, et l'extraction prompte du fœtus put
seule arracher la patiente à une mort qui pa-
raissait inévitable. L'inertie persista après la
délivrance; mais elle finit par se dissiper, à
l'aide des moyens prescrits en pareilles circonstances.

Presque toujours l'hémorrhagie qui survient pendant le travail est due au décollement du placenta inséré sur le col de la matrice : elle est alors inhérente aux douleurs; car, l'orifice utérin ne peut se dilater sans que ses adhérences avec le placenta se détruisent, et qu'il survienne une perte dont l'abondance est toujours en raison directe de l'avancement du travail. C'est vers le septième ou huitième mois de la grossesse, et quelquefois plus tôt, qu'on a coutume de remarquer cet accident.

On reconnaît l'implantation du placenta sur le col, en touchant la femme. On sent alors, à l'orifice utérin, un corps molasse, pulpeux, inégal, dont l'épaisseur empêche de sentir l'enfant. Si on fait attention à la manière dont le sang coule, on verra qu'il sort avec plus de violence quand la matrice se contracte. Il est possible cependant de prendre une masse d'hydatides pour le placenta inséré sur le col de la matrice. Cette méprise est d'autant plus facile, que l'on soupçonne moins la fausse grossesse, et qu'il ne survient d'hémorrhagie que vers le septième ou huitième mois. Quoi qu'il arrive, l'indication est la même dans l'une ou l'autre circonstance.

Lorsque la perte, qui provient du décollement du placenta attaché au col utérin, est légère, peu inquiétante, le traitement n'offre rien de particulier ; quand elle devient plus considérable, le tampon est employé avec avantage ; si elle persiste et fait craindre pour les jours de la femme, l'accouchement artificiel devient encore indispensable. La méthode de *Puzos* ne saurait être utile dans cette circonstance, parce qu'après l'écoulement des eaux de l'amnios, le sang continue à couler, ou s'il s'arrête, ce n'est que momentanément. En effet, aussitôt que le col se dilate, l'hémorrhagie reparaît et devient d'autant plus considérable, que le travail avance davantage. *Baudelocque* rapporte, dans son grand ouvrage sur les accouchemens, que sur trente fois au moins, qu'il rencontra l'implantation du placenta sur le col de la matrice, dans un cas seulement, il vit l'hémorrhagie s'arrêter complétement après l'issue des eaux. [1]

Dès que le col est dilaté suffisamment, on s'assure de l'état du placenta : si un des points de sa circonférence est près de l'orifice utérin, on détache ce corps, dans cet endroit, avec un ou deux doigts ; on déchire les membranes,

____

[1] Ouv. cité, tom. 1, p. 379.

Deux dames que j'ai traitées et chez lesquelles le placenta était implanté sur le col utérin, perdirent une assez grande quantité de sang, malgré la rupture des membranes et l'écoulement de l'eau de l'amnios.

et l'on va chercher les pieds de l'enfant pour les amener à la vulve. Quelques auteurs veulent qu'on aille perforer le placenta dans son milieu, pour pénétrer dans l'utérus et retourner l'enfant ; « mais ce procédé est plus difficile et moins
» sûr que celui que nous proposons (le pré-
» cédent), dit le célèbre *Baudelocque;* on
» expose presque toujours le délivre à un dé-
» collement entier, en agissant ainsi ; on dé-
» chire quelques-unes des principales racines
» artérielles et veineuses du cordon ombilical,
» et l'enfant étant obligé de descendre à travers
» le placenta, ne manque pas de l'entraîner
» avec ses épaules ; ce qui augmente les diffi-
» cultés, en ajoutant le volume de cette masse
» à celui des épaules mêmes, et fait naître
» d'ailleurs quelques incommodités de plus. [1] »

Lorsque le centre du délivre répond au milieu de l'orifice utérin, il est poussé en avant, et se présente le premier à la vulve. Dans ce cas, il vaut mieux recourir au forceps qu'à la version de l'enfant.

J'ai eu occasion de donner mes soins à deux femmes chez lesquelles le placenta était inséré sur le col utérin, et dont le détachement occasionnait une perte considérable. Je terminai l'accouchement chez l'une, dès que le col fut

____

[1] Ouv. cité, tom. 1, p. 380.

dilaté suffisamment pour permettre l'introduction de la main, et j'eus la satisfaction de sauver
la mère et l'enfant. Appelé en consultation, en
l'absence de mon père, je trouvai la seconde
baignée dans son sang, avec tous les signes
d'une mort prochaine. L'hémorrhagie durait
depuis cinq jours; l'accoucheur qui était auprès
d'elle, méconnaissant la cause de l'accident,
l'avait saignée à plusieurs reprises; le col était
ouvert et dans un état de souplesse extrême.
Je ne perdis pas un instant; je fis la version du
fœtus, et l'amenai par les pieds; la matrice et
les parties génitales externes se trouvaient dans
un état de relâchement tel que l'opération ne
dura pas deux minutes. L'enfant était mort, et
la mère sans mouvement; la matrice se rétracta
un peu, je l'agaçai avec les doigts, elle revint
davantage sur elle-même. L'hémorrhagie s'arrêta alors, et, quelque temps après, la femme
recouvra l'usage de ses sens; mais elle était
dans un état de faiblesse extrême. Nous la
ranimâmes à l'aide d'un régime et de médicamens toniques. Le lendemain et le jour suivant,
elle était assez bien, à un mal de tête près;
le troisième jour, une fièvre putride maligne
l'attaqua, et cette malheureuse, qui y survécut
trois mois, finit par succomber dans un état
de consomption complète.

TROISIÈME SECTION.

Des hémorrhagies qui suivent l'accouchement.

DE toutes les hémorrhagies dont j'ai parlé jusqu'ici, il n'en est aucune qui soit aussi fréquente et aussi funeste que celles qui arrivent après l'expulsion ou l'extraction de l'enfant. On peut aussi les diviser en externes et internes, en idiopathiques et symptômatiques, en actives et passives.

Lorsqu'elles arrivent avant la délivrance, elles reconnaissent pour causes principales l'inertie de la matrice, la pléthore locale ou générale, un embarras des premières voies, un état de spasme de l'utérus, et la rétention du placenta ou de quelqu'une de ses parties. La grossesse composée, lorsqu'il y a plusieurs placentas distincts et que l'un d'eux est détaché ou extrait avant l'expulsion du dernier enfant, peut donner lieu également à l'hémorrhagie.

Quand la perte ne paraît qu'après la délivrance, ses causes les plus ordinaires sont l'inertie, qui se prolonge ou survient seulement alors, l'extraction trop prompte du délivre, la dépression de la matrice, son renversement et ses déchirures.

Le diagnostic de ces hémorrhagies est facile à établir, surtout si elles sont externes. Avec de l'attention, on ne méconnaîtra pas celle qui est interne. Cependant, comme le remarque M. *Gardien*, [1] elle est tellement insidieuse, que la femme elle-même ne s'apperçoit pas de son existence dans le premier moment ; elle éprouve un bien-aise qui lui en impose.

Le pronostic est fâcheux en général : la perte qui dépend de l'inertie de l'utérus, est extrêmement grave ; [2] celles qui sont la suite de la dépression ou renversement, et de la déchirure de l'organe, sont aussi très-dangereuses.

L'inertie est cet état dans lequel l'utérus se trouve lorsque son élasticité et sa contractilité sont suspendues. On doit la craindre toutes les fois que la matrice s'est distendue d'une manière extraordinaire, soit par le développement de plusieurs enfans, soit par une grande quantité d'eau dans la cavité de ce viscère. On doit la craindre également à la suite des accouchemens prompts, lorsque la matrice, après avoir fait des efforts violens et prolongés pour expulser

─────────────────────

(1) Ouv. cité, tom. 3, p. 229.

(2) « L'inertie peut quelquefois être assez considérable pour » que la femme périsse d'hémorrhagie, quoiqu'elle soit secourue » sur-le-champ par un praticien consommé, qui emploie les » remèdes les mieux indiqués et les plus puissans. » *Gardien*, ouv. cité, tom. 3, p. 223.

le fœtus, en est débarrassée tout-à-coup. Suivant *Leroux,* de Dijon, une femme qui en a été attaquée, y est plus exposée qu'une autre, dans les couches suivantes, surtout si le délivre n'a que des adhérences superficielles, et qu'il se décolle trop tôt après l'expulsion de l'enfant. [1]

L'inertie peut exister avec ou sans décollement du placenta ; elle peut être complète, c'est-à-dire, attaquer la totalité de l'utérus, ou incomplète, et n'en affecter qu'une partie, soit le col, soit le corps, soit le fond. Elle peut se manifester immédiatement, ou quelques heures après la naissance de l'enfant. Je l'ai vu survenir à la suite d'un accouchement naturel, trois heures après la délivrance : c'était chez une jeune dame nouvellement mariée, d'une constitution faible, et dont la grossesse avait été très-pénible, surtout vers la fin ; le *travail* fut précédé de fortes douleurs lombaires qui se firent sentir pendant plusieurs jours ; mais l'accouchement ne présenta rien de particulier. On ne s'apperçut de l'accident qu'au gonflement du ventre (car il y avait perte interne), et aux syncopes qui survinrent. Lorsque l'inertie existe sans décollement du placenta, il n'y a point d'écoulement de sang :

______

[1] Ouv. cité, p. 246.

si elle occupe toute la totalité de l'utérus, ou seulement son corps et son fond, quand on porte la main sur l'abdomen, l'on sent ce viscère qui est mol, flasque et volumineux ; la femme n'éprouve aucune douleur, et se trouve, pour ainsi dire, dans un état de stupeur générale. Lorsque le placenta est détaché, une hémorrhagie en est le résultat immédiat : l'intensité de cette hémorrhagie est toujours en raison directe de l'étendue du décollement de ce corps. Après la délivrance, la perte est mortelle, si l'on ne parvient à l'arrêter sur-le-champ. [1]

J'ai dit plus haut que ces écoulemens sanguins peuvent être *apparens* ou *externes, cachés* ou *internes :* ils sont apparens, toutes les fois que le col de la matrice participe à l'inertie, et que l'orifice n'est bouché par aucun corps étranger, ni par des caillots, ni par le placenta lui-même, après son entier décollement. Ils sont cachés, dans les circonstances absolument opposées. [2]

---

[1] Au moment où j'écris, j'apprends qu'une femme habitant un village proche de Lille, vient de périr d'une hémorrhagie interne, occasionnée par l'inertie de la matrice. Cette femme était accouchée et délivrée heureusement : tout-à-coup elle pâlit, devint froide, et perdit connaissance. On courut chez le curé qui habitait une maison voisine ; il arriva aussitôt, mais inutilement, déjà elle avait expiré.

[2] « Un état spasmodique du col, qui surviendrait immédia-
» tement après la sortie du fœtus, peut aussi donner lieu à une
» hémorrhagie interne cachée, si le fond de l'utérus est en
» même temps dans un état d'inertie. On rencontre quelquefois

La molesse et la distension de la matrice que l'on sent entre le pubis et l'ombilic, son volume qui s'accroît considérablement, et tous les phénomènes des hémorrhagies excessives, font reconnaître ces affections.

On s'empresse, dans le cas d'inertie, de réveiller la sensibilité et la contractilité de l'utérus, au moyen des cordiaux à l'intérieur et en pratiquant des frictions sur la région hypogastrique, soit avec la main seule, soit avec de la flanelle imbibée d'une liqueur froide, spiritueuse, excitante, ou en irritant le col de la matrice avec quelques doigts introduits dans le vagin. Si la femme n'est pas délivrée et qu'il n'y a pas de perte, il ne faut pas chercher à extraire le placenta; on doit attendre patiemment, pour opérer la délivrance, que la matrice soit revenue de son état de faiblesse et d'engourdissement. [1] Il n'en est pas de même lorsque l'hémorrhagie survient et qu'elle est abondante : les praticiens les plus habiles prescrivent de délivrer sur-le-champ. [2] Ce

---

» cette complication, quoiqu'elle paraisse difficile à concevoir. » *Gardien*, ouv. cité, tom. 3, p. 224.

(1) Voyez *Levret*, mémoire sur la méthode de délivrer la femme après l'accouch., etc., inséré dans le 8.e vol. des mémoires de l'académie de chirurgie, p. 152, édit. in-12. — *Baudelocque*, ouv. cité, tom. 1, p. 560.

(2) *Thomas Denman*, introduction à la pratique des accouch., traduite par *Kluyskens*, dit, tom. 2, p. 386 : « que dans toutes

précepte est fondé sur le raisonnement et l'expérience. C'est donc à tort que des accoucheurs
de nos jours veulent qu'on retarde la délivrance
dans ce cas. [1]

Pour faire l'extraction du placenta, lorsqu'il
est entièrement détaché, on tire modérément
sur le cordon ombilical, en prenant les précautions indiquées, par les meilleurs praticiens,
pour coopérer à la délivrance. [2] S'il est encore
adhérent, pour éviter la rupture du cordon, la
dépression ou le renversement de la matrice, on
introduit une main dans ce viscère, en la diri-
geant parallélement aux axes des détroits infé-
rieur et supérieur du bassin, tandis que l'autre,
appliquée sur l'hypogastre, y exerce une pres-
sion plus ou moins forte, pour assujettir l'utérus
et faciliter l'introduction de la main. On détruit

» les hémorrhagies dangereuses où le placenta reste fixé à la
» matrice, il est aussi utile de l'extraire, qu'il l'était de délivrer
» la femme de son enfant, dans les mêmes circonstances. »

(1) *Lacour*, auteur d'une dissertation qui a pour titre : dangers d'extraire trop promptement l'arrière-faix, et dont parle
M. Gardien, ouv. cité, tom. 3, p. 226.

M. *Capuron*, ouv. cité, p. 318 et 319.

Ce n'est que lorsque la perte est peu abondante, qu'elle ne
fait courir aucun danger à la femme, que l'on peut retarder
utilement la délivrance. On se contente alors de mettre en
usage les moyens prescrits dans le cas d'inertie.

(2) Voyez les ouvrages précieux de *Baudelocque*, de *Gardien*,
de *Capuron*, etc. Le traité d'accouchemens de ce dernier est
un modèle de précision.

les adhérences du placenta, si l'adhésion est complète, ou l'on en achève le décollement, s'il est commencé, en introduisant le bord cubital de la main entre l'utérus et l'arrière-faix. La séparation doit être faite lentement et avec la précaution de ne point déchirer ce viscère; avant de retirer la main avec le délivre, il faut titiller les parois et le col de l'utérus, afin d'irriter et de réveiller l'action contractile de cet organe. Toutes les fois que le cordon ombilical est grêle et délicat, ou qu'il a été déchiré, il faut aller chercher également le placenta. [1]

---

(1) « Quelque soit le motif qui nous porte à introduire la
» main, afin de décoller le placenta, il faut que ce corps étant
» amené dans le vagin, y séjourne jusqu'à ce que la malade soit
» calmée, ait reposé de ses fatigues, et que la matrice ait eu le
» temps de se contracter de manière qu'on n'ait plus à craindre
» le retour d'une hémorrhagie dangereuse. Depuis plusieurs
» années, je me suis fait la règle de retirer du vagin le placenta,
» naturellement et artificiellement séparé, qu'une heure après sa
» sortie de la cavité de la matrice, et je me suis convaincu que
» par ce moyen les tranchées sont moins fortes, et qu'il y a
» infiniment moins à craindre qu'il survienne une hémorrhagie
» en sortant ou retirant ce corps. Quant au sang qui se décharge
» par le décollement du placenta, il se forme d'ordinaire en
» caillots qui se ramassent entre les enveloppes, comme dans un
» filet, et la matrice se trouve complétement débarrassée de tout
» ce qui peut devenir la cause de toute douleur considérable. »
Denman, ouv. cité, tom. 2, p. 395.

Je ne saurai approuver cette pratique de l'accoucheur anglais :
elle est inutile toutes les fois que l'utérus jouit de sa force contractile et revient sur lui-même; elle peut déterminer une perte interne, lorsque l'organe est dans l'inertie, et loin de rendre les

Si, après l'extraction du délivre, l'hémorrhagie persiste, on introduit la main dans la cavité de la matrice, on enlève les caillots qu'on y trouve, et l'on titille cet organe avec les doigts, pour le faire revenir sur lui-même; si ces moyens ne réussissent pas, on a recours aux astringens et aux styptiques. Quelques cuillerées d'eau-de-vie froide, jetées sur l'abdomen, suffisent quelquefois, dit l'auteur de la médecine maternelle, pour réveiller l'énergie musculaire de la matrice; [1] un grand nombre d'accoucheurs prescrivent des injections irritantes dans la matrice; [2] *Levret* rapporte de bons effets des bains froids; [3] *Sigault* a employé avec succès les douches d'eau froide; [4]

---

tranchées utérines moins fortes, elle doit, au contraire, les favoriser ou les occasionner, puisqu'elle détermine la formation de caillots qui ne sortent que par l'effet des contractions de la matrice, d'où proviennent les tranchées.

(1) Des pertes de sang, p. 76.

(2) *Mauriceau, Smellie, Saxtorph, Deleurie, Baudelocque, Alph. Leroy, Kok, Capuron*, etc.

On fait ces injections avec de l'oxycrat, du vinaigre, de l'eau-de-vie, du vin, de l'eau à la glace, etc. Alph. Leroy dit, p. 79, avoir sauvé plusieurs femmes prêtes à expirer, en injectant, dans la matrice, un mélange de vin et d'eau-de-vie. J'ai lu dans l'ouvrage de *Stein*, sur les accouchemens, que cet habile praticien avait arrêté des pertes, en exprimant un citron dans l'intérieur de l'utérus.

(3) Suite de ses observ. sur les accouch. laborieux.

(4) Voyez *Alph. Leroy*, des pertes de sang, p. 99.

plusieurs écrivains ont conseillé de placer la femme sur le carreau, et de jeter sur elle de l'eau à la glace. Ce moyen, ainsi que le bain froid, ne doivent être mis en usage que dans les cas désespérés, parce qu'ils exposent la femme à des accidens graves. M. *Roux*, médecin et professeur à l'hôpital militaire de Lille, a vu un rhumatisme musculaire produit par une affusion d'eau froide, pratiquée dans un cas de perte considérable, et cette phlégmasie ne se termina qu'avec une extrême lenteur et une grande difficulté. « Dans une perte ef-
» frayante, à la suite de l'accouchement, feu
» *Labordère*, médecin du comte d'Artois, fit
» mettre sa fille en un bain d'eau refroidie
» par de la glace; elle fut sauvée, mais resta
» malade pendant un grand nombre d'an-
» nées. » [1]

Dans les circonstances fâcheuses, *Pasta* [2] indique les injections avec les acides sulfurique et nitrique, afin de cautériser les vaisseaux et arrêter la perte par la formation d'une eschare; mais ces injections sont évidemment pernicieuses et doivent être rejetées.

Quelques auteurs, entr'autres *Levret* [3] et

---

(1) *Alph. Leroy*, ouv. cité, p. 100.
(2) Ouv. cité, tom. 2, p. 149.
(3) Suite des obs., etc., p. 266.

Millot, [1] recommandent la compression, avec les deux mains, du corps et du fond de l'utérus; ce dernier l'indique comme un moyen qui réussit toujours. Aussitôt que l'hémorrhagie est arrêtée, il continue de comprimer cet organe avec deux serviettes, dont une, pliée en carré, est imbibée de vinaigre.

La compression de la matrice est un moyen sur lequel j'appelle toute l'attention des jeunes praticiens, et je suis convaincu qu'il leur sera d'une grande utilité. Il me réussit complétement dans trois cas où les injections irritantes, l'introduction de la main dans l'utérus et l'application des réfrigérans sur le ventre et la partie supérieure des cuisses, avaient été infructueuses. J'ai été obligé, dans l'un, d'en continuer l'usage pendant deux heures, et dans les autres, pendant une heure environ. Lorsque la matrice eut recouvré sa force contractile, je serrai l'abdomen avec une serviette, et je prescrivis un régime légèrement tonique.

On conçoit que la compression de la matrice, avec les mains, peut être très-avantageuse : elle irrite non-seulement cet organe et tend à le retirer de son état d'inertie, mais elle l'empêche surtout de se laisser distendre par une plus

---

[1] Supplément à tous les traités sur l'art des accouch., tom. 1, p. 309, 2.ᵉ édit.

grande quantité de sang, et, le réduisant à
un moindre volume, rend ses vaisseaux plus
flexueux et s'oppose, de cette manière, à tout
écoulement considérable. On a d'ailleurs le
temps, en faisant usage de ce moyen, d'administrer aux malades les remèdes nécessaires,
qui ne se trouvent pas à notre portée, et dont
l'action ne serait pas assez prompte pour prévenir la mort.

Le tampon, si préconisé par *Leroux* de
Dijon, [1] ne saurait convenir dans les pertes
produites par l'inertie de la matrice. En rem-
plissant l'intérieur de cet organe de filasse ou
de charpie, on l'empêche non-seulement de se
contracter, de revenir sur lui-même, mais
on l'expose encore à des engorgemens, à l'inflammation, et, par suite, à la suppuration,
comme l'observe *Millot.* [2] En tamponnant seulement le vagin et l'orifice de la matrice, on
n'obtient pas plus de succès ; on empêche, il
est vrai, le sang de couler au dehors, mais on
ne l'empêche point de s'accumuler dans la
cavité de l'organe ; on aggrave donc le mal,
en recourant au tampon. *Delamotte* rapporte
une observation où ce moyen devint funeste ; [3]

(1) Voyez son ouvrage sur les pertes de sang.
(2) Ouv. cité, tom. 1, p. 318.
(3) Elle est citée par un grand nombre d'accoucheurs.

7

le docteur *Alibert* dit qu'un des plus célèbres accoucheurs lui a cité deux faits qui lui sont propres, et où cette pratique a causé la mort de la malade, en favorisant une perte interne. [1] Si nous devons en croire *Millot,* [2] des Dijonnais lui ont certifié que sur sept femmes tamponnées, cinq sont mortes d'hémorrhagie interne. « L'accoucheur, dit M. *Capuron,* qui
» aurait alors (en parlant de l'inertie) l'impru-
» dence de boucher l'orifice de la matrice, ne
» pourrait être mieux comparé qu'au stupide
» berger qui, pour empêcher son troupeau
» d'être dévoré par un loup affamé, fermerait
» la porte du bercail, au lieu de courir direc-
» tement sur la bête féroce. » [3]

Baudelocque [4] assure cependant que l'expérience a constaté plusieurs fois l'utilité de ce moyen ; mais ce fut en comprimant en même temps le fond et le corps de la matrice avec les mains. Dans ce cas, le succès ne dépendit-il pas plutôt de la compression, puisqu'elle a réussi seule ? [5] Il ne dissimule pas néanmoins qu'après l'accouchement à terme, le tampon

---

(1) Voyez l'extrait de la dissertation de *Kok,* inséré à la fin du 2.ᵉ vol. de l'ouv. de *Pasta,* déjà cité.

(2) Ouv. cité, tom. 1, p. 3o7.

(3) Principes de l'art des accouch., p. 33.

(4) L'art des accouch., tom. 1, p. 385 et 386.

(5) Voyez la note de la p. 48.

puisse faire périr la femme ; il cite même l'observation de *Delamotte*.

Que dirons-nous des vessies de cochon que
l'on a conseillé d'introduire dans l'utérus, pour
exercer une compression directe sur les vaisseaux ? Le docteur *Gardien* [1] paraît mettre
quelqu'importance à ce moyen : il semble re-
gretter qu'un élève de Montpellier ait prévenu
quelques uns des siens, qu'il avait engagé à en
faire le sujet d'un mémoire. Quoiqu'en puisse
dire cet accoucheur distingué, et M. *Vernet*, dont
il parle, ce moyen ne saurait être employé avec
succès, 1.° parce qu'il s'oppose à la contraction
de la matrice ; 2.° parce qu'aussi molle et aussi
souple que puisse être la vessie, il est difficile,
pour ne pas dire impossible, qu'elle s'applique
exactement sur les orifices des vaisseaux ; 3.°
enfin parce qu'avant qu'on se soit procuré une
vessie, qu'on l'ait préparée convenablement et
introduite dans la matrice, la femme aura
perdu tout son sang. Une trop funeste expérience a appris que les pertes dues à l'inertie
sont toujours abondantes, et que la nouvelle
accouchée peut en être pour ainsi dire foudroyée.

M. *Recamier*, médecin de l'Hôtel-Dieu de
Paris, a observé que la région lombaire a des
rapports sympathiques très-remarquables avec

---

(1) Ouv. cité, tom. 3, p. 233.

l'utérus. Dans les cas désespérés, ne pourrait-on pas déterminer, sur cette région, une vive irritation, en y appliquant de la glace, de l'eau bouillante, ou même un moxa? Il me semble que ces moyens ne sont pas à dédaigner, et qu'ils pourraient réveiller énergiquement l'action contractile de l'utérus. Pourquoi d'ailleurs ne pas tenter l'influence de ces secours, et n'en point espérer des résultats avantageux?

Les médicamens que l'on prescrit à l'intérieur sont ordinairement des boissons aiguisées avec un acide minéral, l'alun qui forme la base des pilules d'*Helvétius*, la teinture de cannelle, le quinquina, etc. [1] Les astringens ne sont, en général, d'aucune utilité dans ces maladies, et leur usage n'est pas exempt de danger. Il n'en est pas de même de la teinture de cannelle, du quinquina et de quelques autres toniques : étant très-propres à réveiller l'énergie de tout l'organisme animal, on pourra les administrer avec succès comme moyens accessoires.

Il n'est pas rare, après l'accouchement, de rencontrer des pertes produites par la pléthore sanguine, par l'embarras gastrique ou intestinal,

____

(1) « *L'eau de Rabel,* qui est un mélange d'esprit de vin et » de l'acide vitriolique, est la panacée de tous les ignorans dans » les hémorrhagies. » *Alph. Leroy,* ouv. cité, p. 117. Je puis en dire autant des autres astringens consacrés dans ces sortes de maladies, et dont on abuse presque toujours.

et par un état de spasme de l'utérus. On reconnaîtra la cause de l'hémorrhagie aux phénomènes qui indiquent ces divers états. La cause
une fois connue, il sera facile de combattre la
maladie.

La saignée du bras était généralement employée par les anciens, et même par un grand
nombre de modernes, quelle que fût la cause de
l'hémorrhagie. (1) Ils la regardaient comme un
moyen sûr pour changer la direction du sang.
Guidé aujourd'hui par le flambeau de l'expérience, on ne fait plus usage de la saignée que

---

(1) *Mauriceau,* ouv. cité, tom. 1, p. 386, la recommande
toutes les fois qu'il ne reste ni placenta, ni faux germe, ni
caillots dans la matrice, et que les forces de la femme le per-
mettent. Dans la page 385, il l'indique durant la grossesse et au
commencement du travail, pour prévenir l'hémorrhagie.

Guillemeau, son disciple, dans son ouv. sur les accouch.,
liv. 3, p. 339, édit. de 1642, la considère comme le remède par
excellence.

André Pasta, ouv. cité, tom. 2, p. 142 et suiv., la prescrit
également. Il rappelle aux jeunes médecins et chirurgiens, p. 144,
que la saignée du bras est avantageuse dans les pertes considérables, surtout si le sang paraît artériel, et s'il s'échappe avec
force et sans interruption. Quelques lignes plus haut, il dit :
« si les forces de la malade commencent à s'affaiblir, si son
» pouls perd de sa vivacité, si son visage se décolore, si un froid
» ou un sentiment de fourmillement s'empare des extrémités, si
» les fonctions de l'estomac ne s'exécutent qu'avec difficulté, il
» suffira d'un de ces symptômes pour engager à pratiquer promp-
» tement une saignée, sans attendre des accidens plus graves.
» On doit traiter de la même manière les hémorrhagies utérines
» qui sont accompagnées de douleurs très-vives à l'abdomen, de

dans le cas de pléthore sanguine, encore vaut-il mieux alors laisser couler le sang, et l'hémorrhagie ne tarde pas à s'arrêter spontanément. La saignée est évidemment inutile dans les pertes produites par la rétention d'une partie du placenta ou de ce corps tout entier. Il en est de même dans celles occasionnées par la dépression, le renversement et les déchirures de l'organe utérin.

Quand l'hémorrhagie est sympathique, c'est-à-dire, produite par l'influence des organes digestifs sur la matrice, on administre un vomitif ou un purgatif, suivant que l'estomac ou l'intestin est affecté. La perte se trouve arrêtée sur-le-champ par ces simples remèdes.

Lorsqu'il y a spasme, les antispasmodiques et les révulsifs sont indiqués : plusieurs accoucheurs ont fait un grand usage des narcotiques; en lisant l'ouvrage de *Smellie,* on voit qu'il employait souvent le laudanum liquide de *Sydenham.* M. le professeur *Désormeaux* appela, il y a environ six ans, mon attention sur l'opium, qu'il regarde comme un remède dont on obtient de bons résultats; j'ai eu occasion

---

» tension et de dureté au bas-ventre, de vomissemens, de
» hoquets, de difficulté d'uriner, de constipation ou autres
» accidens analogues, quoique d'ailleurs les forces et le pouls
» se soutiennent assez bien, que le teint conserve sa fraîcheur,
» et que l'estomac fasse bien ses fonctions. »

de l'employer avec l'éther sulfurique, et j'ai complétement réussi. [1]

La perte qui est occasionnée par une portion du placenta, ou ce corps tout entier retenu dans la matrice, est presque toujours interne; celle qui provient du décollement partiel du délivre ou de son adhérence contre nature dans quelques points de sa surface, est externe, si l'orifice utérin est libre et ne s'oppose pas à l'issue du sang. [2] Il est facile de reconnaître cette espèce d'hémorrhagie : si on examine

---

(1) « Les narcotiques sont les modérateurs puissans d'un » nombre infini de remèdes auxquels on les unit; et dans ces ». hémorrhagies, ils sont très-utiles, surtout si on les combine » au nitre, aux astringens, aux alcalis volatils, et si on les » administre après les purgatifs et les vomitifs. » *Alph. Leroy*, ouv. cité, p. 110.

(2) Quoiqu'une portion de l'arrière-faix, retenue dans la matrice, occasionne une perte plus ou moins considérable, il peut arriver néanmoins qu'il n'en survienne pas. *Leroux* de Dijon, ouv. cité, p. 47, dit avoir vu des femmes qui ont rendu des lambeaux de placenta plus de quinze jours après l'accouchement, sans perdre, en suite de couches, plus de sang que d'ordinaire. Il observe cependant que la sortie de ces lambeaux, même à ce terme, est toujours précédée d'hémorrhagie plus ou moins intense, à moins qu'ils ne tombent en putréfaction.

Le décollement partiel du placenta n'est pas rare : il a lieu dans presque tous les accouchemens, et l'écoulement sanguin qui en résulte ne présente aucune indication particulière, lorsque la matrice n'est pas dans l'inertie. On doit considérer cet écoulement comme lochial plutôt que comme une hémorrhagie; il est plus utile que nuisible; il diminue ou s'arrête à mesure que la matrice revient sur elle-même, et rarement l'accoucheur instruit

le placenta sorti, on voit qu'il lui manque une portion plus ou moins considérable; si l'arrière-faix est retenu en totalité, on juge de sa présence par le cordon ombilical qui paraît à la vulve, ou si celui-ci a été emporté, on sent, à l'aide du doigt indicateur, le placenta à l'orifice utérin, à moins qu'il n'ait pas été entièrement détaché. Dans ces différentes circonstances, l'extraction de la portion ou de la totalité de ce corps, fait cesser la perte de sang : cette extraction doit se faire avec prudence et selon les préceptes de l'art. Que l'on prenne garde surtout d'exercer la moindre violence sur la matrice, lorsqu'elle s'oppose à l'introduction de la main et à la sortie de l'arrière-faix : l'inflammation de l'utérus, la déchirure de son col, les convulsions, etc., tels sont les accidens auxquels

---

cherche à l'arrêter, en précipitant la délivrance; il attend celle-ci patiemment, et lorsque la nature donne le signal, alors seulement il prête une main officieuse.

L'adhérence contre nature du placenta est plus rare qu'on le pense : je ne l'ai remarquée qu'une seule fois, il y a neuf ans environ. « Le mot *adhérence extraordinaire*, écrivait le célèbre » *Baudelocque* au savant *Alibert,* est commun dans la bouche » des accoucheurs, quoique rien ne soit plus rare; on masque » son ignorance par ces deux grands mots; on explique par là » tout ce qu'on ne peut comprendre, faute de connaissance. » Nombre de fois j'ai été appelé pour des placentas *très-adhé-* » *rens,* qui n'étaient pas même retenus par la plus faible con- » traction du col de la matrice. » Extrait de la dissertation de *P. E. Kok,* inséré à la fin de l'ouvrage déjà cité d'*André Pasta.*

on exposerait la femme. [1] Il faudrait, dans ces circonstances, avant de tenter l'extraction, combattre l'obstacle, qui s'oppose à la délivrance, par les moyens-appropriés, et, dans le cas d'adhérence extrême, il vaudrait mieux abandonner le délivre aux soins de la nature. On se contentera, pour prévenir les accidens auxquels le séjour prolongé du placenta peut donner lieu, de faire dans la matrice des injections relâchantes d'abord, et ensuite antiseptiques ; on observera la femme, et de temps en temps, on fera quelques tentatives pour extraire la partie de l'arrière-faix qui se présente à l'orifice utérin. En général, la délivrance artificielle est d'autant plus aisée après l'accouchement à terme, que l'on diffère moins pour l'opérer.

Dans la grossesse composée, il peut arriver que les enfans aient chacun un placenta distinct : si l'un de ces placentas se détache ou se trouve expulsé avant le dernier fœtus, il surviendra une perte, laquelle sera d'autant plus abondante, que la matrice conservera plus de volume,

---

(1) *Mauriceau* rapporte, ouv. cité, tom. 2, p. 417, l'observation d'une femme, qu'on n'a pu délivrer, morte, huit jours après, d'une inflammation de matrice, qu'il attribue aux violences qu'un chirurgien exerça pour extraire le placenta.

8

et que les vaisseaux utérins seront plus dilatés. Si on palpe l'abdomen dans ce cas, on sent que la matrice conserve beaucoup de volume et de dureté; on distingue même quelquefois, à travers les parois abdominales, différentes parties des enfans qui sont encore dans l'utérus : au reste, le doigt indicateur, introduit dans le vagin, ne laisse rien à désirer à cet égard. Si la perte devient abondante avant l'expulsion du dernier fœtus, il faut s'empresser de terminer l'accouchement, soit en allant chercher les pieds avec la main, soit en saisissant la tête avec le forceps, si on le juge plus convenable.

L'extraction trop prompte de l'arrière-faix est une des causes les plus fréquentes de l'hémorrhagie qui suit l'accouchement : tous les auteurs citent des exemples de pertes de cette espèce, qui ont été mortelles. Pour hâter la délivrance, la plupart des sage-femmes, et même beaucoup d'officiers de santé, ignorant les vrais principes de leur art, tirent inconsidérément sur le cordon ombilical; ils sont flattés de montrer une grande habileté à délivrer la femme. Les insensés !.... une triste expérience ne saurait les corriger, ni les rendre circonspects; ils ne sauraient se persuader que ces tractions sont inutiles, lorsque le placenta est encore adhérent, et que presque toujours ils s'exposent à rompre le cordon ombilical, à décoller prématurément le délivre, ou à renverser la matrice, si elle se trouve dans un état d'inertie. On préviendra ces accidens graves, en ne faisant aucune traction sur le cordon ombilical, aussi long-temps que l'utérus est dans l'inaction, et que l'arrière-faix n'est pas en grande partie détaché. Quinze à vingt minutes après la naissance de l'enfant, souvent plus tôt, rarement plus tard, la matrice se livre à de nouveaux efforts pour se débarrasser du placenta : c'est alors seulement que l'accoucheur instruit met la main à l'œuvre, et coopère à la délivrance : jamais il ne se presse de délivrer, lorsqu'il n'existe pas d'accident. [1]

Pour combattre l'hémorrhagie due à l'extraction précipitée de l'arrière-faix, les soins de l'accoucheur doivent se borner à favoriser les contractions de la matrice, à la forcer de

---

[1] Il en était du temps de *Rœderer* comme aujourd'hui : « Je ne dissimulerai pas cependant, (dit-il, ouv. cité, p. 457) » et ce n'est que d'après ma propre expérience que je parle, » qu'il arrive souvent que des sage-femmes, pour se donner un » air d'habileté, si funeste aux femmes qui en sont les malheu- » reuses victimes, en tirant ainsi le placenta avec violence, » donnent lieu à des hémorrhagies qui tuent la mère, tandis » qu'on peut attendre, pour la délivrer, que le placenta se soit » détaché de lui-même..... mais les sage-femmes présomptueuses » aiment mieux suivre leurs aveugles préjugés et une méthode » meurtrière, que de se conformer à une saine pratique. »

revenir sur elle-même. Pour obtenir ce résultat, on a recours aux moyens indiqués contre l'inertie. [1]

Dans les accouchemens trop prompts, soit qu'ils s'opèrent naturellement, soit qu'ils aient lieu par le secours de l'art, lorsque le cordon ombilical est fort court ou entortillé autour du col ou du corps du fœtus, la dépression de la matrice peut survenir. On remarque encore cet accident à la suite des manœuvres inconsidérées pour extraire l'enfant, et surtout après les efforts que la plupart des sage-femmes, dont l'impéritie fait chaque jour tant de victimes, exercent sur le cordon ombilical, lorsque les adhérences du placenta avec l'utérus présentent de la solidité.

La perte qui résulte du renversement de la matrice, est occasionnée par les mêmes causes, mais portées à un plus haut degré que celle produite par la dépression du même organe. Cet accident est très-fâcheux en général, et l'est d'autant plus, que le renversement est plus complet et l'hémorrhagie plus abondante. [2]
Amand parle d'une femme dont la matrice, to-

---

(1) Voyez p. 43 et suiv.

(2) Si l'on tarde à en faire la réduction, on voit la femme périr en peu de temps d'hémorrhagie : quelquefois l'écoulement cesse pour faire place à une inflammation utérine.

talement renversée, pendait entre les cuisses; [1] *Mauriceau* rapporte un cas semblable; [2] l'un et l'autre attribuent l'accident aux tractions inconsidérées que la sage-femme exerça sur le cordon ombilical.

On reconnaîtra la dépression et le renversement plus ou moins complet de la matrice, à l'hémorrhagie qui en est l'effet, et surtout en touchant la femme. [3]

___

[1] Observ. 62, p. 214.

[2] Ouv. cité, tom. 2, p. 294.

[3] « Lorsque la matrice est entraînée, renversée avec le placenta, on touche l'un et l'autre hors de la vulve ou dans le vagin, relativement au degré du renversement. S'il est incomplet, on sent une tumeur tranchante d'un côté à l'autre, au-dessus du pubis; il y a une perte de sang plus ou moins grande, et qui est relative à l'étendue de la portion du délivre qui se trouve décollée. Si le placenta était séparé de la matrice renversée, on pourrait confondre la tumeur qu'elle forme avec un polype..... Si c'est la matrice, et qu'elle soit hors de la vulve, le renversement sera complet; on la reconnaîtra à ses inégalités et au sang qui s'écoulera plus ou moins abondamment de tous les points de la surface interne, qui est alors externe, et où était attaché le placenta. En portant le doigt dans la circonférence de la tumeur, on trouvera qu'elle aura une base plus large, qui sera contiguë avec le vagin : au lieu que si c'est un polype, sa surface sera plus unie, son pédicule plus étroit; et autour de ce pédicule, on trouvera un cercle charnu, qui sera l'orifice de la matrice. Outre cela, dans le premier cas, en portant la main sur le ventre de l'accouchée, on ne trouvera point de tumeur au-dessus du pubis, et dans le second, on en sentira une plus ou moins profondément, formée par la matrice entraînée dans le petit bassin. Si le renversement est incomplet et que le délivre y soit encore

Dans la dépression et le renversement, la réduction prompte de l'utérus devient nécessaire : cette réduction s'opère avec la main. On titille ensuite l'organe, pour exciter sa contraction, et on le force à revenir sur lui-même, à l'aide des moyens indiqués contre l'inertie. [1]

» attaché, on trouve, dans le vagin, une tumeur très-considé-
» rable, que l'on prendrait d'abord pour un gros placenta, mais
» qui a beaucoup plus de fermeté, et qu'on ne peut plier d'aucun
» côté. Lorsque le délivre en est séparé, on sent, sur la circon-
» férence de la tumeur, l'orifice de la matrice qui l'étrangle plus
» ou moins, et en portant le doigt au-delà de cet orifice, on
» trouve que la tumeur s'évase au lieu de se rétrécir, et qu'elle
» est continue dans cet évasement avec ce qui reste des parois
» de la matrice, qui ne sont point renversées. De plus, il arrive
» quelquefois que le fond de la matrice est trop comprimé par
» l'orifice, ce qui occasionne des douleurs violentes, des con-
» vulsions, etc. Si c'était un polype, il n'y aurait aucun de ces
» accidens, et en poussant le doigt jusqu'au pédicule, on le sent
» plus étroit que le reste de la tumeur. S'il n'y a qu'une simple
» dépression à la matrice, il ne sera pas difficile de la distinguer;
» on la trouvera, en portant la main dans la cavité de la matrice,
» comme le milieu d'une voûte en cul de lampe. » *Leroux,*
ouv. cité, p. 84 et suiv.

(1) « La simple dépression est facile à réduire; il suffit d'in-
» troduire la main dans la matrice et de repousser la partie des
» parois de cet organe qui fait saillie en dedans..... Pour empê-
» cher le retour et favoriser le resserrement utérin, il faut
» laisser la main fermée dans la matrice, jusqu'à ce qu'il vienne
» une contraction qui oblige de la retirer..... Le renversement
» incomplet est aussi facile à réduire; lorsqu'on s'en apperçoit,
» peu de temps après qu'il est arrivé, et qu'il n'y a point d'é-
» tranglement, il suffit de le repousser (l'utérus), il reprend sa

Les déchiremens plus ou moins considérables de la matrice, occasionneut des pertes qui méritent également d'occuper l'attention du praticien. Ces déchirures n'intéressent tantôt que la surface interne de l'organe, tantôt elles en affectent toute l'épaisseur des parois : aussi leur gravité varie non seulement selon une foule de circonstances individuelles et hygiéniques, mais encore suivant l'étendue de la solution de continuité.

Leur siège n'est pas le même dans tous les cas : quelquefois elles occupent le corps ou le fond de l'organe. On trouve, dans *Rœderer*, [1] un exemple d'hémorrhagie de cette espèce, due

---

» place, et, se contractant presque sur-le-champ, arrête l'hé-
» morrhagie. Si le placenta n'est point expulsé, il sera attaché
» à la partie renversée ; s'il est en partie décollé et que le reste
» soit peu adhérent, on le séparera avant de faire la réduction,
» comme je l'ai pratiqué dans l'observation sous le n.° 100 ; si,
» au contraire, il était très-adhérent, il faudrait replacer le tout
» ensemble et attendre que les tranchées en opérassent la désu-
» nion, ou l'effectuer, s'il était nécessaire, par la méthode que
» nous avons indiquée n.° 199. La portion de la matrice ren-
» versée et tombée dans le vagin, peut être serrée par l'orifice.
» La difficulté de la réduction sera alors en raison du degré de
» l'étranglement, du temps qu'il aura subsisté, et de la quantité
» du fond de la matrice qui sera retourné. » *Leroux,* ouv. cité,
p. 140 et suiv.

Voyez l'ouvrage de cet habile chirurgien, ceux de *Baudelocque, Gardien, Capuron,* etc., qui ne laissent rien à désirer sur le renversement de la matrice.

(1) Elémens de l'art des accouch., traduits sur la dernière édition, p. 452 et suiv.

au déchirement de la surface interne de l'utérus : ce déchirement fut attribué aux tractions inconsidérées qu'une matrone fit pour extraire le placenta. On lit, dans un mémoire de *Sabatier*, [1] qu'un chirurgien, prenant la matrice pour une molle, en enleva quelques lambeaux avec les ongles. *Portal* [2] rapporte une observation analogue : il dit qu'une sage-femme rongea avec les ongles l'intérieur de l'utérus qu'elle prit pour l'arrière-faix. *Smellie*, [3] en voulant terminer deux accouchemens pour cause d'hémorrhagie, déchira le col avec la main chez une femme grosse de sept mois, et chez une autre à terme qui avait déjà fait plusieurs enfans. On trouve encore, dans les auteurs, des déchirures de la matrice, produites par des manœuvres imprudentes pour extraire le fœtus, tantôt par des mouvemens brusques et inconsidérés que fait la femme en travail, et quelquefois seulement par le passage de la tête à travers le col qui présente trop de rigidité. *Leroux*, [4] de Dijon, a observé ce dernier cas. Il n'est pas toujours aisé de reconnaître les plaies de l'utérus, à moins qu'elles n'occupent que le col ou qu'elles n'intéressent toute

(1) Mémoire de l'acad. de chir., tom. 8, p. 415, édit. in-12.
(2) Observ. 16, p. 93.
(3) Tom. 3, recueil 35, observ. 2 et 9.
(4) Ouv. cité, p. 68.

l'épaisseur de l'organe. L'introduction de la main dans la matrice, qui est un moyen infaillible dans ces derniers cas, peut en imposer lorsque la surface interne seule est intéressée. Dans l'exemple rapporté par *Rœderer,* ce ne fut qu'à l'ouverture du cadavre qu'on reconnut la cause de la perte. [1]

Mon intention n'étant pas de m'occuper ici des ruptures considérables de la matrice, le traitement suivant ne sera applicable qu'aux déchirures proprement dites de la face interne de cet organe, et à celles de son col.

Outre les injections astringentes, le tampon paraît convenir dans l'hémorrhagie en question; ce serait même le seul moyen qu'on pût employer après la rupture du col ou d'une varice située sur cette partie. Si la perte dépendait de la déchirure de la membrane interne du corps ou du fond, les injections seraient préférables. Le tampon doit agir, dans ces circonstances, comme moyen compressif; c'est pourquoi il faut le porter directement sur le lieu déchiré.

La ligature des membres, dont j'ai démontré l'inutilité dans l'hémorrhagie qui survient durant la grossesse, ne saurait convenir dans aucun cas de perte à la suite de l'accouchement.

---

[1] Ouv. cité, p. 454.

Quant aux médicamens internes, ils ne doivent être considérés, je le répète, que comme moyens accessoires, dont l'application est subordonnée à plusieurs circonstances individuelles : ils consistent en émétiques, purgatifs, antispasmodiques et toniques. J'ai indiqué les cas dans lesquels on peut les employer avec avantage.

Le médecin ne doit pas se contenter de savoir guérir une maladie ; il faut encore qu'il sache la prévenir, lorsque cela est possible. L'accoucheur qui, dans une saine pratique, saura prévoir une perte de sang et en préserver la femme, sera bien plus habile et plus estimable, à mes yeux, que ceux qui ne sauront qu'y remédier, dès qu'elle sera survenue. Ainsi toutes les fois qu'une circonstance quelconque fera craindre une hémorrhagie à la suite de l'accouchement, on apportera tous ses soins à prévenir cet accident. Si la femme est menacée d'inertie ou de faiblesse de matrice, on pratiquera des frictions sur l'abdomen, soit avec la main seule, soit avec de la flanelle chaude ou imbibée d'une liqueur spiritueuse. L'accouchement trop prompt, la dilatation extraordinaire de l'utérus, les efforts infructueux et long-temps prolongés de cet organe, pour se débarrasser du produit de la conception, pouvant occasionner l'inertie, on attaquera de bonne heure chacune de ces causes, et l'on préviendra cet accident redoutable.

Pour prolonger le travail de l'accouchement, on ouvre les membranes avant que la dilatation du col utérin soit assez grande pour laisser passer l'enfant, l'on soutient la tête à la vulve, pour qu'elle ne sorte pas trop vîte, et l'on engage la femme à ne point faire valoir ses douleurs.

Lorsque la matrice contient une très-grande quantité d'eau, on ouvre également les membranes de bonne heure, afin que cet organe puisse revenir graduellement sur lui-même, et, après l'expulsion de l'enfant, s'il ne survient rien de particulier, on abandonne la délivrance à la nature, ou du moins on ne se presse pas d'extraire le placenta. Dans le cas de grossesse composée, on ne se hâte pas de terminer l'accouchement après la naissance du premier enfant, on permet, à la matrice, d'achever elle-même l'opération, ou l'on attend qu'elle soit réduite à un moindre volume, avant de lui prêter une main secourable. Dans l'accouchement artificiel, on prend les précautions que j'ai indiquées page 27 de cet ouvrage.

Si le travail traîne en longueur, on cherche à reconnaître la cause du retard, et on l'attaque,

(68)

si cela est possible. Dans aucun cas, il ne faut attendre l'épuisement de la femme, pour terminer l'accouchement. « Quand, à travers les
» tégumens du bas - ventre, on sent que la
» matrice reste molle, on doit craindre qu'il ne
» survienne une perte à la suite de l'accouche-
» ment. Si on avait pu s'assurer de cet état de
» molesse de la matrice vers la fin de la gros-
» sesse, ce qui dispose encore la femme à être
» atteinte d'une fièvre adynamique, on peut
» prévenir ces accidens, en donnant de fortes
» décoctions de quinquina, quelque temps avant
» l'accouchement, ou d'autres toniques, comme
» des eaux aromatiques avec l'acétate d'ammo-
» niaque (esprit de mindérérus) à la dose d'une
» demi-once par cinq onces de liquide. » [1]

La femme est-elle pléthorique, présente-t-elle les symptômes de l'embarras gastrique ou intestinal, est-elle disposée aux spasmes, aux convulsions, vient-elle enfin d'éprouver une vive émotion de l'ame? l'indication est précise : détruisez ou modifiez ces diverses dispositions qui peuvent produire une perte. Pour ne pas me répéter, voyez ce que j'ai dit pages 53 et 54.

Il sera facile également de prévenir les mauvais effets d'une prompte délivrance, de la dépression de la matrice, de son renversement,

____

[1] *Gardien,* ouv. cité, tom. 3, p. 236.

de ses déchirures, si l'on joint, aux connaissances théoriques, l'esprit d'observation et un
peu d'habitude.

Je viens de traiter succinctement des hémorrhagies utérines qui arrivent pendant la grossesse, durant le travail de l'accouchement, et
à la suite de ce travail : j'en ai indiqué les
causes, les symptômes, les dangers et le traitement. Je me suis attaché à combattre les
moyens curatifs indiqués par les auteurs, lorsque ces moyens me paraissaient nuisibles ou
inutiles ; à les recommander lorsque je les ai cru
avantageux ; et à démontrer surtout la nécessité
d'avoir égard aux circonstances où se trouvent
les malades, et à n'agir que d'après les inductions
que ces circonstances peuvent offrir à la
méditation du médecin accoucheur.

FIN.

ERRATA.

Page 7, note (1), p. 152, lisez p. 156.
— 8, note (3), *loco citato*, lisez *libro citato*.
— 15, note (1), *loco citato*, lisez *libro citato*.
— 21, note (1), *loco citato*, lisez *libro citato*.
— 34, ligne 20, retréci, lisez rétréci.
— 47, ligne 10, phlégmasie, lisez phlegmasie.
— 50, note (5), voyez la note de la p. 48, lisez voyez la p. 48.

ERRATA

9 782019 942588